BEI GRIN MACHT SICH IHR WISSEN BEZAHLT

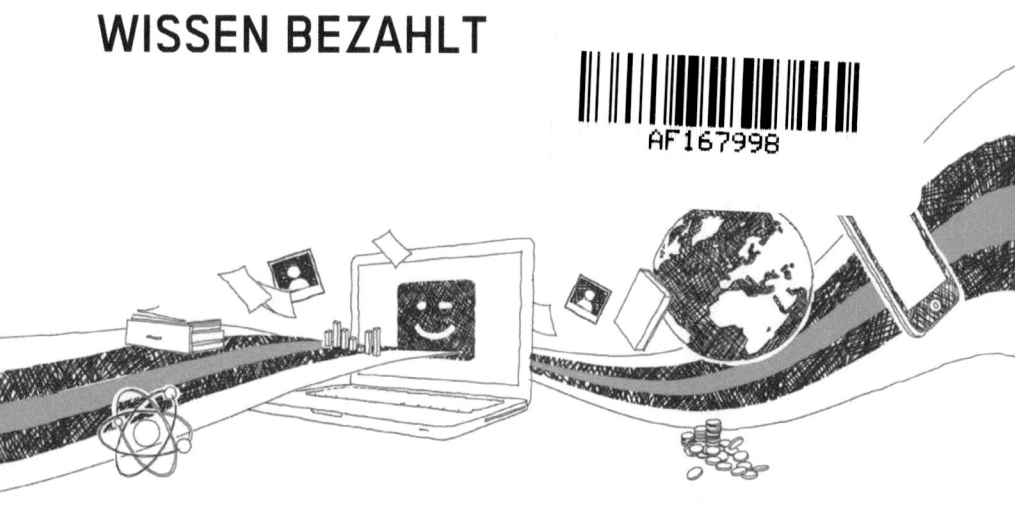

Bibliografische Information der Deutschen Nationalbibliothek:

Die Deutsche Bibliothek verzeichnet diese Publikation in der Deutschen National-bibliografie; detaillierte bibliografische Daten sind im Internet über http://dnb.d-nb.de/ abrufbar.

Dieses Werk sowie alle darin enthaltenen einzelnen Beiträge und Abbildungen sind urheberrechtlich geschützt. Jede Verwertung, die nicht ausdrücklich vom Urheberrechtsschutz zugelassen ist, bedarf der vorherigen Zustimmung des Verlages. Das gilt insbesondere für Vervielfältigungen, Bearbeitungen, Übersetzungen, Mikroverfilmungen, Auswertungen durch Datenbanken und für die Einspeicherung und Verarbeitung in elektronische Systeme. Alle Rechte, auch die des auszugsweisen Nachdrucks, der fotomechanischen Wiedergabe (einschließlich Mikrokopie) sowie der Auswertung durch Datenbanken oder ähnliche Einrichtungen, vorbehalten.

Impressum:

Copyright © 2018 GRIN Verlag
Druck und Bindung: Books on Demand GmbH, Norderstedt Germany
ISBN: 9783346115584

Dieses Buch bei GRIN:

https://www.grin.com/document/516566

Anonym

Multimodales Stressmanagementkonzept. Maßnahmen gegen Stressbelastung und Prüfung der Wirksamkeit

GRIN Verlag

GRIN - Your knowledge has value

Der GRIN Verlag publiziert seit 1998 wissenschaftliche Arbeiten von Studenten, Hochschullehrern und anderen Akademikern als eBook und gedrucktes Buch. Die Verlagswebsite www.grin.com ist die ideale Plattform zur Veröffentlichung von Hausarbeiten, Abschlussarbeiten, wissenschaftlichen Aufsätzen, Dissertationen und Fachbüchern.

Besuchen Sie uns im Internet:

http://www.grin.com/

http://www.facebook.com/grincom

http://www.twitter.com/grin_com

Deutsche Hochschule für

Prävention und Gesundheitsmanagement

Einsendeaufgabe

Fachmodul: Stressmanagement I

Studiengang: Prävention und Gesundheitsmanagement

Inhaltsverzeichnis

1 UNTERNEHMEN **3**

1.1 Unternehmensbeschreibung...3

1.2 Belastungsbereiche und Stressoren der Kikxxl Mitarbeiter 3

2 BEFRAGUNG ZUR STRESSBELASTUNG.. **7**

2.1 KFZA – Kurzfragebogen zur Arbeitsanalyse...7

    2.1.1 Beschreibung des Befragungsinstruments...7

    2.1.2 Gütekriterien...9

    2.1.3 Dauer und Kosten...9

    2.1.4 Untersuchungsdesign..9

    2.1.5 Methodenwahl..9

    2.1.6 Durchführung der Datenerhebung..9

    2.1.7 Auswertung der Fragebögen..10

3 KONZEPTION DER MAßNAHME **12**

3.1 Grundlegende Modelle 12

    3.1.1 Transaktionales Stressmodell nach Lazarus...12

    3.1.2 Multimodales Stressmanagement 13

    3.1.3 Maßnahmengestaltung bei der KiKxxl...15

    3.1.4 Weitere Interventionsmaßnahmen..18

4 ÜBERPRÜFUNG DER WIRKSAMKEIT.. **19**

4.1 Der Untersuchungsplan..20

4.2 Überprüfung der Wirksamkeit..21

5 LITERATURVERZEICHNIS **23**

6 ABBILDUNGS- UND TABELLENVERZEICHNIS... **27**

6.1 Abbildungsverzeichnis...27

6.2 Tabellenverzeichnis 27

UNTERNEHMEN

Im Folgenden wird ein Unternehmen der Call-Center Branche, unter Berücksichtigung der anerkannten Belastungsfaktoren der Mitarbeiter in diesem Setting, vorgestellt. Daraus abgeleitet werden fünf Belastungsbereiche und deren Einflussfaktoren betrachtet.

1.1 Unternehmensbeschreibung

Die Kikxxl GmbH (im Folgenden nur als KiKxxl bezeichnet) ist ein Unternehmen mit Sitz in Osnabrück, welches 1999 gegründet wurde (KiKxxl GmbH, 2018a). Das Unternehmen bietet Dienstleistungen im Call-Center-Bereich an und hat aktuell Niederlassungen in Osnabrück, Bremen, Dortmund, Bochum und Prishtina (Indien) (KiKxxl GmbH, 2018b). Es erwirtschaftete einen Gesamtumsatz von ca. 50 Millionen Euro im Jahr 2017 (Kremer & Yildirim, 2017).

Insgesamt mehr als 1.800 Mitarbeiter beschäftigten sich schwerpunktmäßig mit zwei Serviceleistungen des Unternehmens:

- Inbound Service
- Outbound Service

Laut Herzog (2017, S. 5) können die Dienstleistungen von Call-Centern in der Richtung ihrer Kommunikation unterschieden werden. Der Aufgabenbereich Inbound beschäftigt sich mit eingehenden Kundenanfragen und deren Bearbeitungen, während die Outbound-Dienstleistung eine proaktive Reaktion, ausgehend vom Call-Center Agenten, darstellt.

In der folgenden Tabelle 1 werden Beispiele dieser Tätigkeitsschwerpunkte dargestellt:

Tabelle 1: Typische Themen von Inbound- und Outbound-Callcentern (Herzog, 2017, S. 6)

Typische Inbound-Themen	Typische Outbound-Themen
Auskunftsdienste	Adressverifikation
Bestell-, Buchungs- und Auftragsannahme	Kündigungsprävention
Beschwerde- und Reklamationsmanagement	Kundenakquisition
Informationsservice	Markt- und Meinungsforschung
Notfallservice	Terminakquise
Schadensbearbeitung	Verkauf
Supportservice	

1.2 Belastungsbereiche und Stressoren der Kikxxl Mitarbeiter

Die DIN EN ISO 10075-1 (1a) definiert psychische Belastung als „die Gesamtheit aller erfassbaren Einflüsse, die von außen auf den Menschen zukommen und psychisch auf ihn einwirken" (Joiko, Schmauder & Wolff, 2008, S. 8). In Grunde ist der Begriff der Belastung als neutral zu bewerten, sie beschreibt bspw. die kognitive Informationsverarbeitung während eines Kundentelefonats. Der neutralen Belastung folgt eine psychische Beanspruchung, die „…unmittelbare (nicht langfristige) Auswirkung der psychischen Belastung im Individuum in Abhängigkeit von seinen jeweiligen überdauernden und augenblicklichen Voraussetzungen, einschließlich der individuellen Bewältigungsstrategien" (Joiko et al., S. 10) hat. Die psychische Beanspruchung ist somit nicht neutral, sondern setzt spürbare psychische Prozesse beim Betroffenen in Gang, abhängig von personenbezogenen Merkmale wie bspw. Erfahrungen, Fähigkeiten oder Verhaltensweisen des Menschen (Joiko et al., 2008, S. 9). Da das Tätigkeitsfeld von Mitarbeitern im Call-Center vielfältig ist und somit auch die Belastungsbereiche, werden im Folgenden, anhand der Literatur ausgewählte und für wichtig empfundene Belastungen genannt. Diese Aufstellung hat nicht den Anspruch die Komplexität und den Umfang der Belastungen und damit verbundenen Stressoren der Mitarbeiter widerzuspiegeln.

Scherrer (2001, S. 72) und Staiger (2016, S. 159 – 161) benennen in ihren Forschungsarbeiten im Setting „Call-Center" einige wesentliche Belastungsbereiche und Stressoren. Diese dienen im Folgenden als Orientierung.

Belastung Arbeitsorganisation (Stressor Zeitdruck)

Laut dem Gabler Wirtschaftslexikon ist Arbeitsorganisation die „organisatorische Gestaltung nach Art, Umfang und Bedingungen aller Elemente des Arbeitens" (Bartscher & Nissen, 2018). Am Beispiel des Call-Center Mitarbeiters bei der Kikxxl wäre das bspw. der zeitliche Arbeitsumfang und die Arbeitsplanung der Mitarbeiter. Als stressauslösende Faktoren nennt Scherrer (2001, S. 73) in diesem Zusammenhang den eng getakteten Kundenkontakt. Metz, Rothe & Degener (2001, S 131) sprechen bei Inbound und Outbound Aufgaben von bis zu 40 Anrufen pro Stunde, was gerade einmal 90 Sekunden pro Kunde ausmacht. In Call-Centern existieren außerdem Kennzahlensysteme welche die Leistungen der Mitarbeiter anhand der durchgeführten Calls pro Stunde je Arbeitnehmer messen. Die Mitarbeiter der Kikxxl arbeiten dementsprechend unter permanenten Druck ihre Zielvorgaben zu erreichen oder sich für schlechte Leistungen rechtfertigen zu müssen. Einhergehend mit den bereits genannten stressauslösenden Faktoren, ist in der Call-Center-Branche außerdem üblich, Gespräche aufzuzeichnen und Mitarbeiter durch Vorgesetzte zu kontrollieren, was ebenfalls zu Leistungs- und Zeitdruck führt (Staiger, 2016, S. 161).

4

Belastung Arbeitsumgebung (Stressor Lärm)

Für die Bundesanstalt für Arbeitsschutz und Arbeitsmedizin (2009) beinhaltet die Arbeitsumgebung eines Mitarbeiters die „physikalischen, chemischen und biologischen Faktoren, die Arbeitsmittel und Beschäftigte bei der Benutzung umgeben" (S. 5). Somit werden Call-Center Mitarbeiter überwiegend in Großraumbüros eingesetzt, in denen oft ein hoher Geräuschpegel herrscht (Staiger, 2016, S. 160). Gerade die enge Aneinanderreihung von Arbeitsplätzen in KiKxxl Großraumbüros führt dazu, dass sich der Lärm in alle Richtungen ausbreiten kann. Da fast jeder Mitarbeiter dauerhaft einer telefonierenden Tätigkeit nachgeht, ist der hohe Geräuschpegel nahezu konstant. Die akustischen Belastungsfaktoren können physische und psychosomatische Folgen haben. Mitarbeiter können durch einen dauerhaften hohen Geräuschpegel, der in Call-Centern oft über 60 dB (Kiper, 2009, S. 28) beträgt, gesundheitlich belastet werden.

Belastung Kundenkommunikation (Stressor Emotionsarbeit)

Staiger (2016, S. 159) nennt ebenfalls Emotionsarbeit als Belastungsfaktor für Call-Center Mitarbeiter. Den Begriff bzw. das Konzept der Emotionsarbeit hat Hochschild (1990) geprägt. Nerdinger (2012) fasst ihr Konzept als „das Management des Fühlens mit dem Ziel, im Tausch für Lohn eine öffentlich sichtbare Darstellung von Gefühlen zu präsentieren" (S. 10) zusammen. Im Kontext der Mitarbeiter im Call-Center beschreibt Staiger (2016) diese Emotionsarbeit als „emotionale Dissonanz zwischen dem Auftreten nach außen am Telefon und der eigenen Gefühlslage" (S. 160) und meint damit die Zweiteilung von Emotionen in eine rein berufliche und private Ebene. Zum einen werden Call-Center Mitarbeiter zu einer kontakt- und kommunikationsfreundlichen Kommunikation mit dem Kunden angehalten, zum anderen sind emotionale Ausbrüche des Kunden auszuhalten und nicht persönlich zu nehmen. Plein (2015, S. 56) nennt sogar einige Studien und Befragungen in denen Call-Center Mitarbeiter mehrmals am Tag aggressive bis feindselige Gespräche führen müssen. Die dauerhafte Anstrengung zur Beherrschung der eigenen Gefühlswelt in solchen extremen Gesprächen führt laut Staiger (2016, S. 161) zu psychischen Belastungen, mit denen der Mitarbeiter umgehen muss.

Belastung Kommunikation (Stressor: fehlender Austausch mit Kollegen)

Scherrer (2001, S. 73) nennt als weiteren Belastungsfaktor die fehlende soziale Interaktion mit den Kollegen im Call-Center und nennt als Grund die starke Arbeitslast in Bezug auf das Anrufaufkommen. Laut den Erfahrungen der Autorin nimmt der Anteil der Kundenkommunikation 80 – 95 % der Gesamtkommunikation der Call-Center Mitarbeiter ein und führt dazu, dass die Kollegen untereinander „extrem wenig miteinander zu tun" (S. 73) haben. Kock und Kutzner (2003, S. 171) bezeichnen die zwischenmenschliche Kommunikation am Arbeitsplatz als Möglichkeit stressige Anrufe oder Situationen mit Kunden besser zu verarbeiten. Laut den Autoren befinden sich Call-Center Betreiber oft in einem Zwiespalt zwischen einer Individualisierung und einer Solidarisierung der Belegschaft. Damit ist gemeint, dass ein Mitarbeiter mit wenig sozialen Kontakt auf der Arbeit mehr Zeit zur Erledigung seiner Arbeit hat, wohingegen ein Mitarbeiter, der viel Zeit mit Gesprächen auf Arbeit verbringt, für die Dienstleistungen in dieser Zeit nicht zur Verfügung steht. Das Fehlen des Erfahrungsaustausches und das Gefühl alleine arbeiten zu müssen, ist für viele Mitarbeiter eine belastende Situation.

Belastungsfaktor Führung (Stressor: schlechtes Führungsverhalten)
Laut Thieme und Pistol (2011) sind in erster Linie Führungskräfte gefragt, wenn es darum geht, den Krankenstand in Call-Centern zu reduzieren. Sie nennen „verbesserte Information und Kommunikation, Führungskräftetraining und teambildende Maßnahmen sowie Krankenrückkehrgespräche, also Führungsmaßnahmen" (S.38) als wichtige Punkte um die Gesundheit von Call-Center Mitarbeitern zu unterstützen. Staiger (2016, S. 123) bestätigt, dass Mitarbeiter durch fehlende soziale Unterstützung der Vorgesetzten in Kombination mit den arbeitsorganisatorischen Hindernissen, wie geringe Handlungs- und Entscheidungsspielräume, stark belastet sind. Eine Führungskraft im Kikxxl Call-Center kann durch einen stark autoritären Führungsstil zu einer Demotivation beitragen, indem Mitarbeiter nur als ausführende Organ gesehen werden. Insbesondere das Thema der Aufzeichnung und Kontrolle der Call-Center Mitarbeiter während ihrer Telefonate birgt spannungsgeladene Situationen für Führungskraft und Mitarbeiter. Während eine Führungskraft in einer Coaching-Rolle diese Aufzeichnungen für eine begleitende Weiterentwicklung des Mitarbeiters nutzen könnte, wäre es ebenfalls möglich, dass eine nicht coachende Führungskraft dies als Mittel verwendet, um Druck auszuüben. In einer Übersicht von empirischen Studien zu dem Thema kommen Stadler und Spieß (2005, S. 385 – 386) u.a. zu dem Ergebnis, dass schlechter Führungsstil, insbesondere im Hinblick auf Kommunikation und Partizipation zu psychischen Fehlbelastungen führen kann.

2 Befragung zur Stressbelastung

Laut dem AOK-Fehlzeitenbericht 2017 sind Berufe im Dialogmarketing, mit 28,4 AU-Fällen je 100 AOK-Versicherten, aufgrund von psychischen und Verhaltensstörungen mit Abstand am stärksten gefährdet (Badura et al., 2017, S. 322). Aus diesem Grund hat die KiKxxl entschieden, eine Mitarbeiterbefragung in Zusammenarbeit mit dem externen BGM Dienstleister Adam Pietzka durchzuführen, um einen ersten Überblick über die verschiedenen Belastungs- und Stressfaktoren der Mitarbeiter zu ermitteln.

2.1 KFZA – Kurzfragebogen zur Arbeitsanalyse

Der KFZA wurde von Prümper, Hartmannsgruber und Frese 1995 veröffentlicht und entstand aus der Problematik heraus, dass bis dato arbeitspsychologische Befragungsinstrumente in der Arbeitswelt als „…zu zeitaufwendig und zu umständlich in der Durchführung…" (S. 125) galten. Dies hatte zur Folge, dass gängige Befragungsinstrumente in der Praxis selten zur Anwendung kamen. Für Prümper (2015, S. 1) ist der KFZA eine Grobanalyse, die einen ersten Überblick über die subjektive Einschätzung der Arbeitssituation der Mitarbeiter geben soll.

2.1.1 Beschreibung des Befragungsinstruments

Prümper, Hartmannsgruber und Frese (1995) beschreiben den KFZA als eine „Sammlung ausgewählter „Markieritems" aus bewährten Instrumenten zur psychologischen Arbeitsanalyse" (S. 125). Diese Markieritems waren ausgewählte Fragen aus bereits etablierten und bewährten Arbeitsanalyseinstrumenten, die in Tabelle 2 aufgelistet sind.

Tabelle 2: Befragungsinstrumente als Grundlage für den KFZA (Prümper, Hartmannsgruber & Frese., 1995, S. 125)

Bezeichnung	Autoren	Jahr
Instrument zur streßbezogenen Arbeitsanalyse (ISTA)	Semmer	1984
Instrument zur streßbezogenen Arbeitsanalyse für Computerarbeitsplätze (ISTA-C)	Zapf	1991
Fragebogen zur Erfassung der Streßbedingungen am Arbeitsplatz	Frese	1992
Fragebogen zur sozialen Unterstützung	Frese	1989a
Job Diagnostic Survey (JDS)	Hackman & Oldham	1975
Verfahren zur subjektiven Arbeitsanalyse (SAA)	Udris und Alioth	1980
Erhebungsbogen zur Erfassung des Betriebsklimas	Rosenstiel et al	1982

Laut Prümper (2015, S. 3) wird der KFZA für Gruppenvergleiche genutzt und standardmäßig über Mittelwertvergleiche und Häufigkeitsverteilungen ausgewertet.

Der KFZA ist ein standardisierter Fragebogen, bestehend aus 26 Items, die der Befragte auf einer fünf-stufigen Likert-Skala mit folgenden zwei Versionen von Antwortmöglichkeiten bewerten kann (in Klammern ist bereits die Codierung festgelegt):

- „sehr wenig" (1 Punkt); „ziemlich wenig" (2 Punkte); „etwas" (3 Punkte); „ziemlich viel" (4 Punkte); „sehr viel" (5 Punkte) und

- „trifft gar nicht zu" (1 Punkt); „trifft wenig zu" (2 Punkte); „trifft mittelmäßig zu" (3 Punkte); „trifft überwiegend zu" (4 Punkte); „trifft völlig zu" (5 Punkte).

Zwei bis drei Items werden in elf Faktoren eingebunden, die sich wiederum auf vier Merkmalsbereiche beziehen (Prümper, 2015, S. 3). Die Hauptaspekte oder auch Merkmalsbereiche genannt, sind in Tabelle 4 kurz zusammengefasst:

Tabelle 3: Erläuterungen zu den Faktoren des KFZA (Prümper, Hartmannsgruber & Frese, 1995, S. 127)

Merkmalsbereiche	Faktoren	Analysebereiche
Arbeitsinhalte	Vielseitigkeit	Grad zur Nutzung der Fertigkeit und Fähigkeiten zur Erledigung der Arbeitsaufgaben
	Ganzheitlichkeit	Möglichkeit die Qualität seiner eigenen Leistung im Gesamtkontext des Prozesses zu beurteilen
Ressourcen	Handlungsspielraum	Möglichkeit Einfluss auf arbeitsorganisationsrelevante Aspekte der Arbeit zu nehmen, wie z.B. Arbeitsmittelverwendung oder zeitliche Arbeitsorganisation
	Soziale Rückendeckung	Qualität der sozialen wechselseitigen Unterstützung in der Belegschaft und mit Vorgesetzten
	Zusammenarbeit	Qualität der Kommunikation in der Belegschaft und mit Vorgesetzten, bspw. durch regelmäßiges Feedback
Stressoren	Qualitative Arbeitsbelastung	Grad der Komplexität von Aufgabenformulierungen
	Quantitative Arbeitsbelastung	Arbeitsvolumen und damit verbundener Zeitdruck
	Umgebungsbelastung	Umgebungsfaktoren (physikalisch, biologisch, technisch und chemisch)
Organisationsklima	Information und Mitsprache	Interne betriebliche Informationspolitik zu technologischen und organisatorischen Veränderungen und die Möglichkeiten der Partizipation im Rahmen von Veränderungsprozessen
	Betriebliche Leistungen	Möglichkeiten der Entlohnungs- und Wissens-Entwicklung

2.1.2 Gütekriterien

Die Objektivität der Befragung wird durch eine anonyme Durchführung gewährleistet, die der Betriebsrat und der unabhängige externe Dienstleister Adam Pietzka unterstützen. Prümper, Hartmannsgruber und Frese (1995) stufen den Fragebogen, trotz der verkürzten Form als reliabel ein, da er über „zufriedenstellende Item- und Skalenwerte verfügt" (S. 125). Der KFZA besteht außerdem aus, wie in Kap. 2.1.1 bereits erwähnt, aus einer Sammlung von bereits bewährten Instrumenten zur arbeitspsychologischen Analyse, insofern kann auf gesonderte Validierung verzichtet werden.

2.1.3 Dauer und Kosten

Laut Prümper. Hartmanngsgruber und Frese (1995, S. 126) ist der KFZA in zehn Minuten zu beantworten. Der KFZA ist kostenlos erhältlich (Richter, 2011, S. 143).

2.1.4 Untersuchungsdesign

Die KFZA-Befragung der KiKxxl Mitarbeiter ist eine Längsschnitstudie in Form einer Panelstudie, da diese zu mehreren Zeitpunkten (Pre-Post) dieselbe Stichprobe untersucht.

2.1.5 Methodenwahl

Es wurde die schriftliche Befragung per Stift und Papier gewählt. Es existiert zwar eine Online-Version der Befragung, aber die ist limitiert auf 100 Personen. Eine Zusammenführung der Ergebnisse wird dadurch erschwert, dass keine Rohdaten exportiert werden können. Die Form der Befragung wurde außerdem bewusst gewählt, damit die Mitarbeiter sich auf die Papierversion, während ihres kurz getakteten Arbeitsalltages, konzentrieren können und für einen kurzen Zeitraum Abstand vom Bildschirm nehmen können. Der Nachteil dieser Befragungsmethode besteht in der Fehleranfälligkeit bei der Übertragung der Daten in ein Auswertungsprogramm und in der evtl. etwas geringeren Rücklaufquote, da die Call-Center Mitarbeiter zeitlich stark eingebunden sind und die Papierversion etwas mehr Zeit in Anspruch nimmt. Bei zehn Minuten Ausfüllzeit wird sich das allerdings in Grenzen halten.

2.1.6 Durchführung der Datenerhebung

In der Planungsphase wird die Befragung in erster Linie mit der Geschäftsleitung, den Bereichsleitern der Geschäftsbereiche „Inbound Service" und „Outbound Service", und dem Betriebsrat abgestimmt. Der externe BGM-Dienstleister Adam Pietzka und die Geschäftsführung erläutern den Führungskräften im Form einer Power-Point Präsentation den Ablauf, die Hintergründe und Ziele der Befragung. Die Mitarbeiter werden daraufhin, mit Einbindung der jeweiligen Führungskräfte, des Betriebsrats und Adam Pietzka in ihren Teamsitzungen über die Befragung informiert und aufkommende Fragen der Mitarbeiter beantwortet. Konstruktives und förderliches Feedback, welches sich in Gesprächen mit den Mitarbeitern und den beteiligten Führungskräften ergibt, wird aufgenommen und in den Fragebogen eingearbeitet, z.B. was die Sozialvariablen angeht (Altersabfrage, Abgrenzung von Teams etc.).

Die Durchführungsphase der Befragung startet nach den Sommerferien am 10.09.2018, indem die Fragebögen über die Führungskräfte an die Mitarbeiter verteilt werden. Für langzeiterkrankte Mitarbeiter werden die Fragebögen per Post nach Hause versandt. Die Briefe an die Mitarbeiter enthalten ein persönliches Anschreiben zum Hintergrund der Befragung, den Fragebogen, einen undurchsichtigen Rückumschlag und eine Briefmarke. Außerdem auch eine Information, dass eine Rücksendung direkt an Adam Pietzka erfolgen soll. Die Mitarbeiter haben daraufhin drei Wochen Zeit ihre ausgefüllten Fragebögen in vier, durch den Betriebsrat verplombten Urnen in den jeweiligen Pausenräumen, einzuwerfen. Die Urnen werden nach Ende der Befragung vom BGM Dienstleister auf Verplombung überprüft und abgeholt.

Die Ergebnispräsentation der Gesamtauswertung erfolgt durch Adam Pietzka am 03.12.2018 in Form eines Powerpoint-Vortrages an die Geschäftsführung, die Bereichsleiter der Geschäftsbereiche und den Betriebsrat. Im nächsten Schritt werden die Mitarbeiter durch Aushänge und Intranet-Beiträge über die Ergebnisse informiert.

2.1.7   Auswertung der Fragebögen

Die Auswertung der Daten erfolgt mit Hilfe von Microsoft Excel 2016. Die Befragungsergebnisse werden in eine Excel-Tabelle eingetragen, um statistische Berechnungen durchzuführen. Da es sich bei dem KFZA um ein Gruppenscreening-Instrument handelt, werden Mittelwerte und Häufigkeitsverteilungen berechnet.

Am Ende der Befragung werden die Fragebögen aus den Urnen und Fragebögen aus den Umschlägen des Betriebsrats entsprechend ihrer Entnahme mit einer Nummer versehen bzw. codiert. Der erste Teil ist ein Fragenkatalog zu Sozialangaben, der auf die Bedürfnisse der KiKxxl abgestimmt wurde. Es werden nur Sozialvariablen erfragt, die sinnvoll auszuwerten waren und keine Rückschlüsse auf Einzelpersonen zulassen. Sinnvolle Sozialvariablen waren im Fall der KiKxxl der Name der Abteilung, die Berufsbezeichnung der Befragten, das Geschlecht, die Altersspanne, das Arbeitszeitmodell und die Betriebszugehörigkeit. Ein Beispiel der Codierung der Sozialvariablen befindet sich in Tabelle 4:

Tabelle 4: Codierung der Antwortkategorien

Codierung	Frage	Antwortkategorie	Nummer
A1	Name der Abteilung	- Inbound Service	1
		- Outbound Service	2
		- Back Office Service	3
		- Social Media Service	4

Im KFZA-Hauptteil werden die Fragen Ihrer Reihenfolge nummeriert und codiert. Dabei erhält jedes Ist-Situationselement ein „a" und jedes dazugehörige Soll-Situationselement ein „b" angefügt. So kann die Zugehörigkeit der Elemente zu einer Frage im ersten Schritt gesichert werden, um so in der Analyse ausgewertet zu werden. Ein Beispiel der entsprechenden Codierung der KFZA-Fragen ist in Tabelle 5 dargestellt:

Tabelle 5: Codierung des KFZA (Prümper, Hartmanngsgruber & Frese., 1995)

Arbeitstätigkeit			
Codierung	Frage	Status	Nummer (siehe Kap. 2 „Beschreibung des Fragebogens")
AT01a	Können Sie bei Ihrer Arbeit Neues dazulernen?	IST	1 (links) – 5 (rechts)
AT01b		SOLL	1 (links) – 5 (rechts)
AT02a	Können Sie bei Ihrer Arbeit Ihr Wissen und Können voll einsetzen?	IST	1 (links) – 5 (rechts)
AT02b		SOLL	1 (links) – 5 (rechts)

Bei der Nichtbeantwortung einer Frage wird die Nummer 0 eingetragen.

Für die Analyse wurden Methoden der deskriptiven Statistik genutzt und der T-Test für unabhängige Stichproben, da es hierbei um eine Unterschiedshypothese handelt, die durch unterschiedliche Mittelwerte dargestellt wird, mit zwei Variablen und die Stichproben normalverteilt sind. Als analytisches Verfahren werden die Mittelwerte (Excel 2016: =Mittelwert) der einzelnen Fragen berechnet, um den Durchschnitt der Grundgesamtheit zu generieren. Die dazugehörige Standartabweichung (Excel 2016: =STABW.N für die Grundgesamtheit und =STABW.S für die Auftrennung der Ergebnisse nach Stichproben) der Fragen wird berechnet, um die Streubreite der Werte sichtbar zu machen.

3 Konzeption der Maßnahme

Um Stressmanagementmaßnahmen für die KiKxxl Mitarbeiter zu entwickeln, ist es wichtig die grundlegenden Mechanismen der Stressentstehung zu kennen, um passgenaue Konzepte zu entwickeln. Das transaktionale Stressmodell von Lazarus ist die Basis der meisten Stressmanagementansätze und hat auch das multimodale Stressmanagement von Kaluza maßgeblich geprägt (Kaluza, 2012, S. 79).

3.1 Grundlegende Modelle

3.1.1 Transaktionales Stressmodell nach Lazarus

Mit der Reaktion eines Individuums auf eine möglicherweise stresserzeugende Situation beschäftigt sich das transaktionale Stressmodell nach Lazarus und Folkman (1984). Der Grundgedanke dieser Theorie beschreibt Stress als Wechselwirkung zwischen der Umwelt und der erlebenden Person, dies beschreibt die Abbildung 1 von Kaluza (2014):

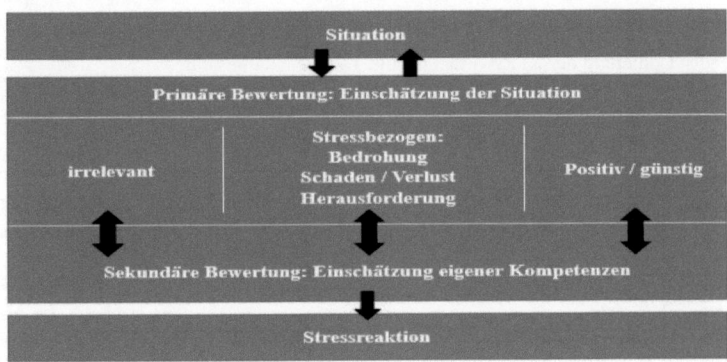

Abbildung 1: Transaktionales Stressmodell von Lazarus (Kaluza, 2014, S. 70)

Wenndie Bedürfnisse und Möglichkeiten des Menschen den Anforderungen der Umwelt nicht gerecht werden, kann von potenziellem Stress gesprochen werden.

Der Umgang und das Erleben von stressigen Situationen hängen vom subjektiven Empfinden der Belastung und den Ressourcen ab, die demjenigen zur Verfügung stehen, um diese zu bewältigen. Lazarus und Folkman (1984, S. 315) erklären die Verarbeitung einer Stresssituation mit kognitiven Bewertungsmechanismen einer Person.

Die primäre Bewertung („primary appraisal") (Lazarus und Folkman, 1984, S. 315) findet statt, wenn eine potenziell belastende Situation auf den Menschen einwirkt. Durch die primäre Bewertung werden die Reize, die durch die Situation auf den Menschen einwirken, hinsichtlich ihrer subjektiven Bedeutsamkeit eingeschätzt und überdacht. Der Mensch bewertet diese Situation im ersten Schritt entweder als „positiv", als „irrelevant" oder als „potenziell bedrohlich". Die sekundäre Bewertung („secondary appraisal") (Lazarus und Folkman 1984, S. 315) untersucht Situationen in Bezug auf ihren „[...] physischen, psychischen und sozialen Schaden/Aufwand [...]" (Rusch 2012, S. 24) und sucht nach Möglichkeiten / Ressourcen diese zu bewältigen, wobei die Verfügbarkeit der Ressourcen eine wichtige Rolle spielt. Das transaktionale Stressmodell von Lazarus definiert Stress dementsprechend als ein Ergebnis einer erfolglosen Bewältigung einer Stresssituation ausgehend von den Bewertungsprozessen.

3.1.2 Multimodales Stressmanagement

Kaluza entwickelte das multimodale Stressmanagement-Modell aufbauend auf den drei Hauptelementen von Lazarus für die Entstehung und Bewältigung von Stress: den Stressoren, der Stressbewältigung und der Stressreaktion. Sein multimodales oder dreisäuliges Stressmodell (Kaluza, 2014, S. 87) setzt an diesen Hauptelementen an und leitet daraus Strategien, sogenannte Stresskompetenzen ab.

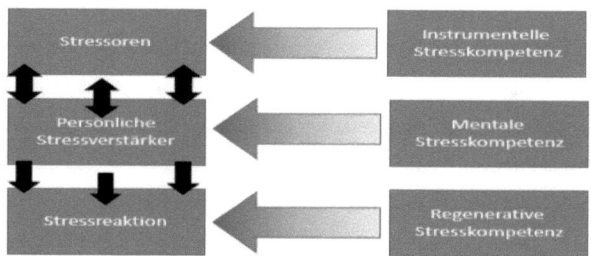

Abbildung 2: Die drei Säulen der Stresskompetenz (Kaluza, 2014, S. 88)

Ansatzpunkt Stressor:

In der ersten Säule von Kaluzas Stresskompetenzen geht es um die Vermeidung bzw. den Abbau von vorhandenen Stressoren, die den Alltag des Menschen prägen. Der Stressor ist für Lazarus der auslösende Faktor einer Stressreaktion. Durch die Identifikation von möglichen Stressoren und die daraus resultierende gezielte Entwicklung von persönlichen, beruflichen und sozialen Fähigkeiten können Stressoren verringert oder abgebaut werden. Kaluza (2014) nennt diese Art von Stressbewältigung instrumentelle Stresskompetenz", welche „re-aktiv auf konkrete, aktuelle Belastungssituationen hin erfolgen, und auch pro-aktiv auf die Verringerung oder Ausschaltung zukünftiger Belastungen ausgerichtet sein..." (S. 88) kann. Maßnahmen zur Verbesserung der instrumentellen Stresskompetenz sind verhältnisorientierter Natur, wenn organisatorische Verbesserungen, wie eine Optimierung der Arbeitsaufgaben oder die Ablaufplanung bereits bekannte Stressoren verringern. Verhaltenstechnisch kann Supervision und Coaching dazu genutzt werden, individuelle Stressoren zu identifizieren und gezielte persönliche und fachliche Entwicklungen (z.b. Fortbildungen und Weiterqualifizierungen) anzustoßen.

Ansatzpunkt persönliche Stressverarbeitung

Die zweite Säule betrachtet primär den Prozess der Stressverarbeitung des Menschen. Dabei ist die Selbstreflexion dieser stressauslösenden Prozesse der Weg, um mentale Veränderungen in der Einstellung diesen gegenüber zu erreichen. Der Mensch soll sein Verhalten, seine Denkmuster und die Bewertung von Situationen selbstkritisch reflektieren, um negative oder stressauslösende Elemente zu identifizieren und diese durch stressabmildernde Einstellungen, Gefühle und Denkmuster zu ersetzen. Diese Veränderung von Gedanken und Einstellungen nennt Kaluza mentale oder kognitive Stresskompetenz (Kaluza, 2014, S. 87). Stressauslösende Elemente können auch persönliche Stressverstärker sein, die laut Kaluza (2014, S. 74) übersteigerte Anforderungen an unser Können, unsere Außenwirkung oder unseren Erfolg bedeuten. Selbsterlernte Dogmen wie „ich kann nicht" oder „sei stark" behindern den natürlichen Prozess der Stressverarbeitung durch eine Eskalation von negativen Denkmustern. Wichtig ist es, sich diese Motive bewusst zu machen und ihre negative Energie in eine positive Einstellungsveränderung umzuwandeln, z.B. durch die Akzeptanz einer Situation oder eine Versachlichung einer emotionalen Diskussion.

Ansatzpunkt Stressreaktion

In der dritten Stresssäule setzt die palliativ-regenerative Stresskompetenz direkt an der Stressreaktion des Menschen an. Für Kaluza geht es in dieser Phase der Stresssituation um eine, auf die Situation angepasste, physische und psychische Entspannung und Erholung. Dadurch soll die negative Stressreaktion, die sich z.B. durch körperliche Symptome wie Schweißausbruch, körperliche Anspannungen, sowie psychische Symptome wie Gereiztheit und Nervosität zeigen kann, abgemildert werden. Beispiele für Maßnahmen sind praktische Gesundheitsangebote wie Yoga- und Ernährungs-Kurse oder die Ausübung von Hobbies.

3.1.3 Maßnahmengestaltung bei der KiKxxl

Ein Stressmanagementkonzept auf Basis des multimodalen Stressmanagements kann die Geschäftsführung und die Mitarbeiter bei der Erreichung ihrer jeweiligen Ziele unterstützen. Durch gezielte Maßnahmen, die aus einer Analyse der Stressoren, der individuellen Stressverstärker und der Stressreaktionen hervorgehen, kann die physische und psychische Gesundheit der Mitarbeiter gefördert und somit auch die Produktivität und Leistungsbereitschaft gestärkt werden. Im Folgenden werden die Stressoren aus Kap. 1 mit ihren jeweiligen möglichen Stressverstärkern und –reaktionen aufgezeigt und daraus verhaltens- und verhältnisorientierte Maßnahmen abgeleitet.

Instrumentelles Stressmanagement

Die Förderung von instrumenteller Stresskompetenz im Setting der Call-Center kann verhaltens- und verhältnisorientierte Maßnahmen beinhalten. Da die KiKxxl, wie auch andere Call-Center, unter einem großen Kostendruck stehen, sind verhaltensorientierte Maßnahmen schwierig umzusetzen. Diese erfordern oft eine höhere Investition an Zeit und vor allem Geld. Trotzdem erreicht man mit diesen Maßnahmen eine breitere Masse und sorgt für Synergieeffekte bei Belastungen wie Lärm, Zeitdruck oder Motivation der Belegschaft. Die Integration eines, von der Geschäftsführung unterstützen, professionellen kontinuierlichen Verbesserungsprozesses (KVP) in die Strukturen und Abläufe der Organisation macht die Betroffenen zu Beteiligten und kann die Prozessqualität und die Arbeitsbedingungen verbessern. Gunkel, Böhm und Tannheimer (2014, S. 264) befürworten den KVP Einsatz bei Copingstrategien im Unternehmen, da durch die Partizipation und Rückmeldung der Mitarbeiter bessere Ergebnisse erreicht werden. Durch externe KVP-Managern kann das interne Fachwissen der Mitarbeiter um weiteres Fachwissen zur Prozessverbesserung und Problemanalyse erweitert werden. Durch die Schulung der bestehenden Belegschaft der KiKxxl und die Integration von KVP-Inhalten in die Einarbeitung von neuen Mitarbeitern kann so langfristig eine partizipative und entwicklungsinteressierte Unternehmenskultur entstehen. Am Beispiel des Stressors Zeitdruck können KVP Managern innerhalb eines Workshops mit freiwilligen Teilnehmern einer Abteilung, Verbesserungen erarbeiten und direkt umsetzen. Stressverstärker wie „ich kann nicht!" oder „sei stark!" (Kaluza, 2012, S. 75 – 76) können so innerhalb der Gruppe und unter Mithilfe ausgebildeter Moderatoren aktiv besprochen und dazu genutzt werden Potenziale freizusetzen, indem ressourcenorientiertes Denken vermittelt wird. Typische psychische Stressreaktionen wie Nervosität, Aggressivität können innerhalb der Gruppe thematisiert werden und durch einen kollegialen Austausch und direkten Verbesserungen am Arbeitsplatz abgebaut werden. Diese gemeinsame, ressourcenorientierte Workshop-Arbeit an Belastungen fördert außerdem die Kommunikation bzw. den Austausch unter der Belegschaft in einem kontrollierten und ressourcenorientierten Rahmen.

Eine Analyse zu Spitzenbelastungen unter Mithilfe der Mitarbeiter könnte Informationen liefern, zu welchen Zeiten weiterer Personalbedarf erforderlich ist, z.B. in Form von Aushilfen, um Arbeitsbelastungen abzubauen. Da es sich bei KVP oft auch um die Veränderung von unmittelbaren Arbeitsabläufen der einzelnen Mitarbeiter handelt, könnte ein Workshop auch Aufschluss über unnötige, zeitraubende Arbeitsschritte geben, welche die Mitarbeiter direkt verändern könnten. Auf der anderen Seite könnten schwache Belastungszeiten dazu genutzt werden, Coachings und Supervisonen für Mitarbeiter anzubieten, um ihre persönlichen und fachlichen Fähigkeiten zu verbessern. Seminare und Weiterbildungen zu Zeit- und Stressmanagement befähigen die Beschäftigten zu mehr Selbstverantwortung. Insbesondere physiologische Stressreaktionen wie hoher Blutdruck oder Herzklopfen, können während der Wissensvermittlung in einen Zusammenhang mit der stressauslösenden Situation gebracht und zukünftig verringert werden. Auch die Emotionsarbeit und das Coping von schwierigen Kundengespräche muss in Seminaren und Schulungen besprochen und bearbeitet werden.

Für Holtgrewe (2003, S. 7) ist eine fachliche und persönliche Qualifizierung der Beschäftigten nur sinnvoll, wenn gleichzeitig Prozess- und Arbeitsqualität verbessert werden.

Mentales Stressmanagement

Der zentrale Kern des mentalen Stressmanagements ist die Selbstreflexion des Mitarbeiters und die damit verbundene kognitive Umstrukturierung seiner Gedanken und Einstellungen. Die Verbesserung dieser Stresskompetenz hat Auswirkungen auf verschiedene Stressoren, vor allem auf der sozialen und psychischen Ebene. Die Veränderungen von negativen Gedanken kann helfen Emotionsarbeit und Konflikte mit Arbeitskollegen und Führungskräften zu verarbeiten. Als Methode bieten sich die sechs Schritte der Problemlösungsstrategie nach Kaluza (2018, S.140) an. Im Rahmen eines Workshops sollen Beschäftigte sich aktiv mit ihren Belastungen auseinandersetzen um lösungsorientierte und selbstreflektierende, individuelle Maßnahmen erarbeiten. Die einzelnen Schritte sind in Tabelle 6 dargestellt.

Tabelle 6: Die 6 Schritte der Problemlösungsstrategie (Kaluza, 2018, S. 140 - 141)

Schritt	Thema	Beschreibung
1	„Dem Stress auf die Spur kommen"	-Systematische Selbstbeobachtung von Belastungssituationen und -reaktionen - Schrittweise Konkretisierung der Stressreaktionen in bestimmten Verhalten
2	„Ideen zur Bewältigung sammeln"	- Gemeinsame, kreative Ideensammlung zu Bewältigungsmaßnahmen in Stresssituationen
3	„Den eigenen Weg finden"	- Auswahl einer in Schritt 2 erarbeiteten Bewältigungsstrategie (oder mehrerer) unter Berücksichtigung einer positiv ausgerichteten Einstellung zu erwarteten Konsequenzen
4	„Konkrete Schritte planen"	- Durch konkrete Planung der Strategieumsetzung sollen Teilnehmer bei der Realisierung ihrer in Schritt 3 ausgewählten Maßnahmen unterstützt werden - Durch Rollenspiele und Vorstellungsübungen sollen die ausgewählten Bewältigungsstrategien geübt werden, sodass ein Praxistransfer wahrscheinlicher wird.
5	„Im Alltag handeln"	- Nach den gemeinsamen Übungen aus Schritt 4 sollen die Maßnahmen im Alltag von jedem Teilnehmer angewandt werden. - Dieser Schritt findet außerhalb des Kurses statt
6	„Bilanz ziehen"	- Im letzten Schritt sollen die Teilnehmer Ihre Erfahrungen aus Schritt 5 bewerten und Gründe für Erfolg oder Misserfolg suchen.

Laut Kaluza (2018, S. 140) dient das Problemlösungstraining „implizit dem Erwerb einer allgemeinen, problemlösenden Grundhaltung". Der KiKxxl Mitarbeiter lernt demzufolge, dass Problemsituationen zum Leben dazugehören, diese aber handhabbar sind. Außerdem lernt er Stresssituationen während des Auftretens zu erkennen und als Herausforderung anzunehmen, die er daraufhin mit Entschlossenheit und einem erlernten Bewältigungsmuster erfolgreich angehen kann (Kaluza, 2018, S. 140). So kann ein KiKxxl Mitarbeiter sich bspw. bewusst machen, dass auftretende emotional-belastende Kundengespräche nicht die Norm sind. Durch eine erlernte Deeskalationsstrategie kann er den Kunden beruhigen oder im Falle des Scheiterns, die Stresssituation durch positives Denken bewältigen. Er kann seine neu erlernten Bewältigungsmuster aufrufen, um ungewollte Stressreaktionen wie Aggressivität, Mutlosigkeit oder Angst zu unterbinden.

Palliative-regeneratives Stressmanagement

Das palliative-regenerative Stressmanagement zielt auf die Fähigkeit ab Kompetenzen zu erlernen, die dämpfend auf akute Stresszustände wirken oder langfristige Regeneration von diesen ermöglichen. Im Setting des Call-Centers mit einem deutlichen Fokus auf Belastungen durch Bildschirmarbeit, Lärm und physischer und psychischer Anspannung bieten sich für die KiKxxl Mitarbeiter Maßnahmen an, die in den stressigen Alltag integriert werden können. So können Maßnahmen zur aktiven Pause muskuläre Beschwerden lindern, akute Stressreaktionen durch körperliche Aktivität abmildern und die Konzentrationsfähigkeit nach der Maßnahme erhöhen. Auch gemeinsame Entspannungseinheiten wie Yogakurse, schaffen die Grundlage für eine Selbstwahrnehmung des Körpers in Stresssituationen und wie den Stressreaktionen mit einfachen alltagstauglichen Übungen entgegengewirkt werden kann.

3.1.4   Weitere Interventionsmaßnahmen

Tabelle 7: Interventionsmaßnahmen bei Zeitdruck, Lärm

1	Ablauf Stressreaktion	Maßnahme	Wirkung
Stressor	Zeitdruck	KVP-Workshop zu Zeitfressern und den Umgang damit => Unterstützung durch Aushilfen an Stoßzeiten	Entlastung und geregelte Pausenzeiten zur Erholung
Stressverstärker	„Ich muss meine Zielvorgabe für heute erfüllen, damit mein Chef zufrieden mit mir ist"	Teilnahme an Problemlösungstraining -> Erkennen von eigenen Leistungen	„Ich habe heute schon viel geschafft und bin zufrieden mit meiner Arbeit"
Stressreaktion	Anstieg Blutdruck und Herzfrequenz, Aggressivität,	Aktive Pause, Teilnahme am Yoga-Programm	Abbau Aggression durch Bewegung, Gelassenheit
2	Ablauf Stressreaktion	Maßnahme	Wirkung
Stressor	Lärm	KVP Workshop zu Lärmbelästigung => Lärmmindernde Anordnung der Arbeitsplätze	Entlastung der akustischen Lärmbelästigung, bessere Raumakustik
Stressverstärker	„Es ist so laut hier, dass macht mich aggressiv. Und jetzt ruft auch noch der nächste Kunde an, dem zeig ich es jetzt"	Teilnahme an Problemlösungstraining -> Lernen Grenzen zu setzen und Mut entwickeln diese aufzuzeigen	„Ich merke ich bin am Limit, ich spreche mit meiner Führungskraft und bitte um eine kurze Pause"
Stressreaktion	Gereiztheit, Wut, Ohnmacht	Aktive Pause, Teilnahme am Yoga-Programm	Abbau Aggressivität durch Bewegung, Gelassenheit

Tabelle 8: Interventionsmaßahmen zu fehlendem Austausch mit Kollegen, Emotionsarbeit und schlechtem Führungsverhalten

3	Ablauf Stressreaktion	Maßnahme	Wirkung
Stressor	Fehlender Austausch mit Kollegen	Wöchentliche Supervision	Stärkung des Teamgefühls und des Zusammenhalts
Stressverstärker	*„Ich kann mit niemandem reden und habe das Gefühl jeder arbeitet für sich"*	Teilnahme an Problemlösungstraining -> gemeinsame Erarbeitung von Ideen und Maßnahmen	*„Ich kann mich auf meine Kollegen verlassen, wenn es mal brennt. Wir sind ein Team"*
Stressreaktion	Entmutigung, Traurigkeit, Müdigkeit,	Aktive Pause	Gemeinschaftsgefühl wird gestärkt, Spaß
4	Ablauf Stressreaktion	Maßnahme	Wirkung
Stressor	Emotionsarbeit	Coaching durch Trainer	Umgang mit persönlichen Gefühlen und Trennung privat / beruflich verbessert sich
Stressverstärker	*„Der Kunde hat mich schon wieder angeschrien, dabei kann ich doch nichts dafür!"*	Teilnahme an Problemlösungstraining -> Erfahrungsaustausch mit Kollegen und Einsatz Bewältigungsstrategie	*„Egal wie laut der Kunde schreit, ich kann nichts dafür und bleibe gelassen"*
Stressreaktion	Angst, Hoffnungslosigkeit, angespannte Muskeln, Erhöhung Herzschlag, Schwitzen	Yoga-Programm zur Entspannung und Erholung Selbstbewusstseins-Training	Steigerung Selbstbewusstsein, Mut und Bereitschaft Konflikte anzugehen
5	Ablauf Stressreaktion	Maßnahme	Wirkung
Stressor	Schlechtes Führungsverhalten	Workshop zu mitarbeiterorientiertem Führen für Führungskräfte	Fairer Umgang mit Mitarbeitern, Ausdruck Wertschätzung
Stressverstärker	*„Meine Führungskraft hat mich wieder vor der ganzen Belegschaft als langsam und dumm beleidigt, bin ich das wirklich?"*	Teilnahme an Problemlösungstraining -> Konfliktgespräche vorbereiten, selbstbewusst führen und sich Unterstützung holen	*„Ich bin gut in meiner Arbeit und lasse mich nicht beleidigen und mobben"*
Stressreaktion	Verzweiflung, Traurigkeit, psychosomatische Rückenschmerzen	Selbstbewusstseins-Training Gespräche mit der Personalabteilung und dem Betriebsrat führen	Erleichterung, Hoffnung, Geduld

4 Überprüfung der Wirksamkeit

Durch eine Evaluation sollen im Folgenden die multimodalen Stressmanagementmaßnahmen auf möglichst objektive und transparente Weise mit Hilfe von wissenschaftlichen Bewertungsmethoden auf Ihre Wirksamkeit geprüft werden. Laut Lösel und Heinrichs (2013, S. 24) ist die Messung der Prozessqualität äußerst wichtig um die ordnungsgemäße Durchführung der Programme zu gewährleisten und bei Abweichungen oder Schwierigkeiten zeitnah gegenzusteuern. Prozessevaluation findet dementsprechend vor, während und nach der Durchführung von Maßnahmen statt und kann kontinuierliche Informationen zu Teilnahmequoten, Zufriedenheit mit Trainern oder Problemen liefern. Lösel und

Heinrichs (2013, S. 25) plädieren für eine schnelle und einfache Dokumentation der Informationen, welche in den Alltag der Teilnehmer integriert werden kann. Bei der Wirkungsbewertung ist es wichtig, sich vorab Gedanken um die richtigen Messinstrumente, Messmethoden und die erforderliche Zeit zu machen. Dabei hilft ein Untersuchungsplan.

4.1 Der Untersuchungsplan

Im ersten Schritt sollen die groben Rahmenbedingungen anhand eines Schemas dargestellt werden, siehe Tabelle 9:

Tabelle 9: Forschungsplan Aufbau

Gegenstand der Untersuchung	Einfluss von Maßnahmen des multimodalen Stressmanagements auf subjektiv wahrgenommene Arbeitsbelastungen von Call-Center Mitarbeiter der KiKxxl
Stichprobe	Alle Call-Center Mitarbeiter der KiKxxl in Osnabrück
Untersuchungsmethode	Gruppenbefragung (PG = Programmgruppe; KG = Kontrollgruppe)
	PG multimodalen Stressmaßnahmen: 1 x Inbound Service, 1 x Outbound Service
Messinstrument	KG keine Maßnahmen: 1 x Inbound Service, 1 x Outbound Service
	Schriftliche Befragung mit dem KFZA
Design	Pre-Post Messung, Längsschnittstudie, Panelform

Die Befragung mit dem KFZA dient als Wirksamkeitsevaluation der gesamten Maßnahme. An dieser nehmen alle Mitarbeiter der KiKxxl in Osnabrück teil. Um einen Einfluss messen zu können wird jeweils eine Abteilung aus dem Inbound und aus dem Outbound-Service an den Maßnahmen des multimodalen Stressmanagements teilnehmen, jeweils ca. 40 Mitarbeiter. Die restlichen Abteilungen dienen als Kontrollgruppe und nehmen an keinen Maßnahmen teil. Ziel ist es einen Einfluss von Maßnahmen eines Stressmanagements zu messen, der an mehreren persönlichen und strukturellen Ebenen ansetzt. Eine zweite Messung mittels des KFZA soll genau ein Jahr später, nach der Pre-Messung, der Planung und Umsetzung der Maßnahmen stattfinden. Das KVP-Programm soll vorerst mit externen KVP-Trainern durchgeführt werden. KVP-Maßnahmen und die Problemlösungs-Workshops werden innerhalb der Arbeitszeit durchgeführt. Die Teilnahme an palliativ-regenerativen Maßnahmen erfolgt zur einen Hälfte innerhalb und zur anderen Hälfte nach der Arbeitszeit. Ein detaillierter Untersuchungsplan beschreibt den zeitlichen Ablauf und die einzelnen Schritte der Wirksamkeitskontrolle in Tabelle 10.

Tabelle 10: Untersuchungsplan

Nr.	Beschreibung der Maßnahmen	Jul 18	Aug 18	Sep 18	Okt 18	Nov 18	Dez 18	Jan 19	Feb 19	Mrz 19	Apr 19	Mai 19	Jun 19	Jul 19	Aug 19	Sep 19	Okt 19
1	Vorbereitung KFZA Befragung	X															
2	Pre-Test KFZA (1. Messzeitpunkt)				X												
3	Auswertung der Befragungsergebnisse			X													
4	Planung und Ableitung von Maßnahmen (KVP-Pilotbereiche, Problemlösetrainings in Abteilungen, Präventionskurse Stress)						X										
5	Vorbereitung von Prozessqualitätsevaluationen (Dokumentationsvorlagen, Fragebögen, anonymes Feedbacksystem)						X										
6	Einführung und Umsetzung der Maßnahmen								X	X	X	X					
7	Durchführung von Prozessqualitätsevaluationen								X	X	X	X	X	X			
8	Post-Test KFZA (2. Messzeitpunkt)														X		
9	Auswertung und Bewertung																X

4.2 Überprüfung der Wirksamkeit

Ob die multimodale Stressmanagement-Intervention erfolgreich war, wird in drei Schritten kontrolliert:

1. Wurden die festgelegten Maßnahmen überhaupt planmäßig umgesetzt?

Um die Wirkung der festgelegten Stressmanagementmaßnahmen der KiKxxl zu bewerten, muss zuallererst gewährleistet sein, dass die jeweiligen Teilmaßnahmen ordnungsgemäß ausgeführt wurden und die Dokumentation der Prozessevaluation stimmig ist. Bei den KVP-Projekten werden die Protokolle der Planungsworkshops, der Ergebnisbesprechungen und der Maßnahmenumsetzung zeitnah ausgewertet, um mögliche Defizite aufzudecken, z.B. mangelnde Teilnahme, schwierige Entscheidungsfindung oder Probleme bei der Umsetzung. Auch regelmäßige Feedbackgespräche mit den Teilnehmern geben Einblick in die Prozesse und bisherigen Erfolge und Rückschläge. Eine regelmäßige Vorstellung bisheriger Ergebnisse vor der Geschäftsführung der KiKxxl, mit Beteiligung der Mitarbeiter, stellt eine permanente Unterstützung der Veränderungsprozesse sicher und kontrolliert den Fortschritt der Gruppen.

Während des Problemlösungstrainings und der Maßnahmen des palliativ-regenerativen Stressmanagements sollen neben Teilnehmerlisten, welche die kontinuierliche Anwesenheit der Teilnehmer an den Programmen bestätigen, auch Feedbackbögen zur Workshop-Qualität parallel zu den Programmen ausgewertet werden. Bei Defiziten und niedrigen Teilnahmequoten wird zeitnah ein Gespräch mit der Abteilung und / oder den Trainern gesucht. Kritisch zu bewerten ist hierbei, ob die Dokumentationen kontinuierlich gepflegt werden oder es auf Grund des Zeitdrucks zu unvollständigen Informationen kommt.

21

2. Inwieweit haben die Maßnahmen die Belastungsfaktoren positiv verändert?

Durch die Pre-Post Messung mit dem KFZA können Veränderungen in den Mittelwerten der Belastungsfaktoren der befragten Mitarbeiter gemessen werden und in Vergleich zu der Kontrollgruppe ausgewertet werden. Das Besondere an der KFZA-Variante (Ist-Soll) ist, dass Mitarbeiter auch ihre zukünftigen Veränderungswünsche der Belastungsfaktoren nennen konnten und somit auch eine Veränderung hin zu einem gewünschten Zustand messbar gemacht werden kann. Eine positive Veränderungen findet dann statt, wenn sich die Mittelwerte der Ist-Situation im Post-Test der Programmgruppe den Soll-Situationswerten des Pre-Tests signifikant annähern.

3. Inwieweit haben die festgelegten Maßnahmen die Gesundheit und Sicherheit der Beschäftigten beeinflussen können?

Durch eine Kennzahlenanalyse der KiKxxl Personalabteilung können auch andere Bewertungsparameter herangezogen werden, um mögliche Wirksamkeit zu messen. Mögliche Kennzahlen könnten:

- die Gesundheitsquote,

- die Fluktuationsquote,

oder die Anzahl langzeiterkrankter Mitarbeiter sein.

Kritisch bei der Wirksamkeitskontrolle der Maßnahmen bleibt abschließend zu sagen, dass sich nicht alle Maßnahmen so einfach in den Alltag von Call-Centern integrieren lassen werden können. Durch den starken Kostendruck der Branche, die hohen AU-Zahlen und den permanenten Zeitdruck der Mitarbeiter wird es schwierig sein, die Teilnahme aller Mitarbeiter an den Programmen zu ermöglichen. Insofern wäre die Hinzuziehung eines Partners, wie einer Krankenversicherung, eine sinnvolle Idee um wenigstens finanzielle und fachliche Unterstützung bei der Umsetzung der Befragung und Maßnahmengestaltung zu erhalten. Insbesondere das KVP Projekt braucht ein Commitment der Geschäftsführung und entsprechenden Handlungsspielraum zur Entfaltung.

Auch bei der Wirksamkeitskontrolle von Stressmaßnahmen kann es zu nicht planbaren Einflüssen kommen, welche die Ergebnisse verfälschen. Bspw. wenn ein Change-Managementprojekt zeitgleich die Kollegen belastet. Auch auf individueller Ebene kann es zu Veränderungen kommen, wie z.B. einer Veränderung im Privatleben (Aufnahme neues Hobby, Scheidung, Unfall etc.), welche die Post-Test Ergebnisse beeinflussen. Insofern sollten diese Störfaktoren bei der Wirksamkeitskontrolle berücksichtigt werden.

5 Literaturverzeichnis

Badura, B., Ducki, A., Schröder, H., Klose, J. & Meyer, M. (Hrsg.). (2014). *Fehlzeiten-Report 2014. Erfolgreiche Unternehmen von morgen - gesunde Zukunft heute gestalten* (Fehlzeiten-Report, Bd. 2014, Aufl. 2014). Berlin: Springer Berlin.

Badura, B., Ducki, A., Schröder, H., Klose, J. & Meyer, M. (Hrsg.). (2017). *Fehlzeiten-Report 2017. Krise und Gesundheit - Ursachen, Prävention, Bewältigung : Zahlen, Daten, Analysen aus allen Branchen der Wirtschaft* (Fehlzeiten-Report, Bd. 2017). Berlin: Springer.

Bartscher, T. & Nissen, R. (Gabler Wirtschaftslexikon, Hrsg.). (2018). *Arbeitsorganisation. Ausführliche Definition.* Zugriff am 11.08.2018. Verfügbar unter https://wirtschaftslexikon.gabler.de/definition/arbeitsorganisation-29839/version-253436

Bundesanstalt für Arbeitsschutz und Arbeitsmedizin. (April 2009). *Begriffsglossar zu den Regelwerken der Betriebssicherheitsverordnung (BetrSichV), der Biostoffverordnung (BioStoffV) und der Gefahrstoffverordnung (GefStoffV).* Bundesanstalt für Arbeitsschutz und Arbeitsmedizin. Zugriff am 11.08.2018. Verfügbar unter https://www.baua.de/DE/Angebote/Rechtstexte-und-Technische-Regeln/Regelwerk/Glossar/pdf/Begriffsglossar.pdf?__blob=publicationFile&v=2

Gunkel, L., Böhm, S. & Tannheimer, N. (2014). Resiliente Beschäftigte - eine Aufgabe für Unternehmen, Führungskräfte und Beschäftigte. In B. Badura, A. Ducki, H. Schröder, J. Klose & M. Meyer (Hrsg.), *Fehlzeiten-Report 2014. Erfolgreiche Unternehmen von morgen - gesunde Zukunft heute gestalten* (Fehlzeiten-Report, Bd. 2014, Aufl. 2014, S. 257–277). Berlin: Springer Berlin. Zugriff am 16.08.2018. Verfügbar unter https://link.springer.com/content/pdf/10.1007%2F978-3-662-43531-1.pdf

Herzog, A. (2017). *Callcenter-- Analyse und Management. Modellierung und Optimierung mit Warteschlangensystemen* (Studienbücher Wirtschafsmathematik). Wiesbaden: Springer Gabler.

Hochschild, A. R. (1990). *Research Agendas in the Sociology of Emotions (SUNY Series in the Sociology of Emotions):* State University of New York Press.

Holtgrewe, U. (2003). Call-Center-Forschung: Ergebnisse und Theorien. In Kleemann, Frank/ Matuschek, Ingo (Hrsg.), *Immer Anschluss unter dieser Nummer. Rationalisierte Dienstleistung und subjektivierte Arbeit in Call-Centern* (1. Aufl., S. 49–64).

Berlin: Edition Sigma. Zugriff am 11.06.2018. Verfügbar unter http://www.for-schungsnetzwerk.at/downloadpub/holtgrewe_uh_sigma03.pdf

Joiko, K., Schmauder, M. & Wolff, G. (2008). *Psychische Belastung und Beanspruchung im Berufsleben. Erkennen - gestalten* (4. Aufl.). Dortmund: Baua.

Kaluza, G. (2014). *Gelassen und sicher im Stress. Das Stresskompetenz-Buch ; Stress erkennen, verstehen, bewältigen ; mit ... 8 Tab* (5., korrigierte Aufl.). Berlin [u.a.]: Springer.

Kaluza, G. (2018). *STRESSBEWÄLTIGUNG. Trainingsmanual zur psychologischen ge-sundheitsfrderung.* [S.l.]: Springer.

Kaluza, G. & Siebecke, D. (Hrsg.). (2012). *Stressmanagement:* Verlag für Polizeiwis-senschaft.

Kaluza, G. & Siebecke, D. (2014). Stressmanagement. In C. Lorei (Hrsg.), *Grundwissen Stress* (S. 75–112). Frankfurt, M.: Verl. für Polizeiwiss. Lorei. Zugriff am 10.08.2018. Verfügbar unter https://gkm-institut.de/files/ueber-gkm/publika-tionen/aktuell/Stressmanagementtechniken-Siebecke-Kaluza.pdf

KiKxxl GmbH. (2018). *Geschichte.* Zugriff am 06.08.2018. Verfügbar unter https://www.kikxxl.de/unternehmen/geschichte/

KiKxxl GmbH. (2018). *Standorte.* Zugriff am 06.08.2018. Verfügbar unter https://www.kikxxl.de/unternehmen/standorte/

Kiper, M. (2009). Wohlbefinden bei Bildschirmarbeit - flüsternde Büros. *Computer und Arbeit* (5), 23–25. Zugriff am 12.08.2018. Verfügbar unter https://www.btq.de/filead-min/btq/media/Artikel/cua5_09_23_25.pdf

Kleemann, Frank/ Matuschek, Ingo (Hrsg.). (2003). *Immer Anschluss unter dieser Num-mer. Rationalisierte Dienstleistung und subjektivierte Arbeit in Call-Centern* (1. Aufl.). Berlin: Edition Sigma.

Kock, K. & Kutzner, E. (2003). *Zur Strukturierung von Arbeitsbeziehungen im Call-Centern* (Kleemann, Frank/ Matuschek, Ingo, Immer Anschluss unter dieser Num-mer - Rationalisierte Dienstleistung und subjektivierte Arbeit in Call-Centern & Ber-lin 2003, 1.-1., Hrsg.). Dortmund: Kooperationsstelle Wissenschaft - Arbeitswelt im Landesinstitut Sozialforschungsstelle Dortmund. Zugriff am 11.08.2018. Verfügbar unter http://www.kowa.sfs.tu-dortmund.de/cms/Medienpool/files_veroeffen-tlichungen/Callcenter_2003.pdf

Kremer, A. & Yildirim, E., Tenambergen & Overbeck (Mitarbeiter) (Bundesanzeiger Verlag GmbH, Hrsg.). (2017). *Konzernabschluss zum Geschäftsjahr vom 01.07.2016 bis zum 30.06.2017. Konzern-Lagebericht für das Geschäftsjahr 2016/2017*, Bundesministerium der Justiz und für Verbraucherschutz.

Lazarus, R. S. & Folkman, S. (1984). *Stress, appraisal, and coping*. New York: Springer.

Lorei, C. (Hrsg.). (2014). *Grundwissen Stress*. Frankfurt, M.: Verl. für Polizeiwiss. Lorei.

Lösel, F. & Heinrichs, N. (2013). Messung von Wirksamkeit und Umsetzungsqualität (Evaluation). *Forum Kriminalprävention* (2), 24–26. Zugriff am 11.08.2018. Verfügbar unter https://www.wegweiser-praevention.de/files/1Forum-kriminalpraevention-webseite/pdf/2013-02/entwicklungsorientierte-praevention-1-2013-02.pdf

Metz, A.-M., Rothe, H.-J. & Degener, M. (2001). Belastungsprofile von Beschäftigten in Call-Centers. *Zeitschrift für Arbeits- und Organisationspsychologie A&O, 45,* 124–135. Zugriff am 12.08.2018. Verfügbar unter http://psych-server.psych.uni-potsdam.de/work-metz/files/callcenter.pdf

Nerdinger, F. (2012). Emotionsarbeit im Dienstleistungsbereich. *reportpsychologie, 37,* 8–18. Zugriff am 11.08.2018. Verfügbar unter https://www.wirtschaftspsychologie-aktuell.de/friedemann-nerdinger-emotionsarbeit-report-psychologie.pdf

Plein, K. (2016). *Dysfunktionales Beschwerdeverhalten. Ausprägungen, Entstehung, Auswirkungen und Managementimplikationen* (Fokus Dienstleistungsmarketing, 1. Aufl. 2016). Wiesbaden: Gabler.

Prümper, J. (2015). Eine Methode zur Maßnahmenentwicklung in der Evaluation psychischer Belastung. Von der KFZA-Grobanalyse zur IPLV-Feinanalyse. *Personal Manager - Zeitschrift für Human Resources,* 1–6. Zugriff am 15.08.2018. Verfügbar unter http://people.f3.htw-berlin.de/Professoren/Pruemper/instrumente/Pruemper_KFZA_IPLV_2015.pdf

Prümper, J., Hartmannsgruber, K. & Frese, M. (1995). KFZA. Kurzfragebogen zur Arbeitsanalyse, *39,* 125 - 132. Zugriff am 11.08.2018. Verfügbar unter http://people.f3.htw-berlin.de/Professoren/Pruemper/instrumente/KFZA-Skalenkonstruktion.pdf

Richter, G. (2011). *Toolbox Version 1.2. Instrumente zur Erfassung und Bewertung psychischer Belastungen ; Forschung Projekt F 1965* (2., unveränd. Aufl.). Dortmund: Baua.

Rusch, S. (2014). *Stressmanagement. Ein Arbeitsbuch für die Aus-, Fort- und Weiterbildung* (Theorie- und Praxismanual, 2. bearb. Aufl.). Bremen: Niebank-rusch.

Scheerer, K. (2001). *Fehlzeiten-Report 2000. Zukünftige Arbeitswelten: Gesundheitss- chutz und Gesundheitsmanagement Zahlen, Daten, Analysen aus allen Branchen der Wirtschaft* (Fehlzeiten-Report). Berlin, Heidelberg: Springer Berlin Heidelberg.

Stadler, P. & Spieß, E. (2005). Gesundheitsförderliches Führen - Defizite erkennen und Fehlbelastungen der Mitarbeiter reduzieren. *Arbeitsmed.Sozialmed.Umweltmed., 40,* 384–390. Zugriff am 11.08.2018. Verfügbar unter https://www.lgl.bayern.de/down- loads/arbeitsschutz/arbeitspsychologie/doc/asu2.pdf

Staiger, T. (2016). *Arbeitsbedingter Stress in Callcentern. Eine empirische Analyse aus Gender-Perspektive* (Research). Wiesbaden: Springer VS.

Thieme, J. & Pistol, J. (2011). *Krankenstand im Call-Center. Ursachen und Gegenmaßnahmen.* Befragung von Call-Center Betrieben 2011 (TGMC Management Consulting GmbH, Hrsg.). Hamburg. Zugriff am 11.08.2018. Verfügbar unter https://www.tgmc.de/fileadmin/redaktion/Blog_Presse/Krankenstand_Call_Cen- ter_2011.pdf

6 Abbildungs- und Tabellenverzeichnis

6.1 Abbildungsverzeichnis

Abbildung 1: Transaktionales Stressmodell von Lazarus (Kaluza, 2014, S. 70)........... 12

Abbildung 2: Die drei Säulen der Stresskompetenz (Kaluza, 2014, S. 88).................... 13

6.2 Tabellenverzeichnis

Tabelle 1: Typische Themen von Inbound- und Outbound-Callcentern (Herzog, 2017, S. 6).. 3

Tabelle 2: Befragungsinstrumente als Grundlage für den KFZA (Prümper, Hartmanns-gruber & Frese, 1995, S. 125) 7

Tabelle 3: Erläuterungen zu den Faktoren des KFZA (Prümper, Hartmannsgruber & Frese, 1995) 8

Tabelle 4: Codierung der Antwortkategorien.. 11

Tabelle 5: Codierung des KFZA (Prümper, Hartmanngsgruber & Frese., 1995) 11

Tabelle 6: Die 6 Schritte der Problemlösungsstrategie (Kaluza, 2018, S. 140 - 141).... 17

Tabelle 7: Interventionsmaßnahmen bei Zeitdruck, Lärm 18

Tabelle 8: Interventionsmaßahmen zu fehlendem Austausch mit Kollegen, Emotionsarbeit und schlechtem Führungsverhalten.. 19

Tabelle 9: Forschungsplan Aufbau... 20

Tabelle 10: Untersuchungsplan 21

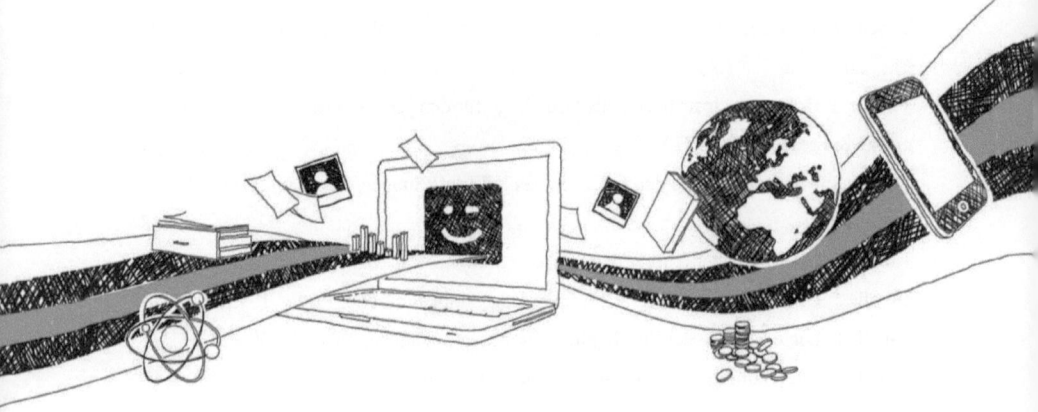
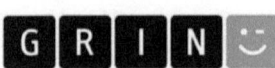